LES

# DERMATOSES

CONSIDÉRÉES DANS LEURS RAPPORTS

## AVEC LES DYSPEPSIES

PAR

Le Dr Georges SAISON-LIERVAL

ANCIEN INTERNE PROVISOIRE DES HOPITAUX DE PARIS
MÉDAILLE DE BRONZE DE L'ASSISTANCE PUBLIQUE

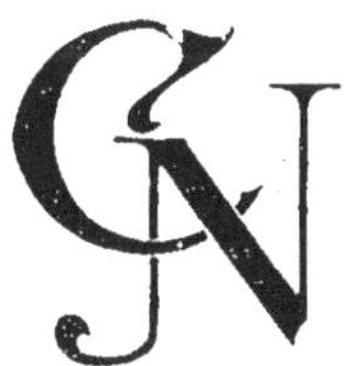

PARIS

ANCne LIBRAIRIE G. CARRÉ ET C. NAUD

C. NAUD, ÉDITEUR

3, RUE RACINE, 3

1901

LES

# DERMATOSES

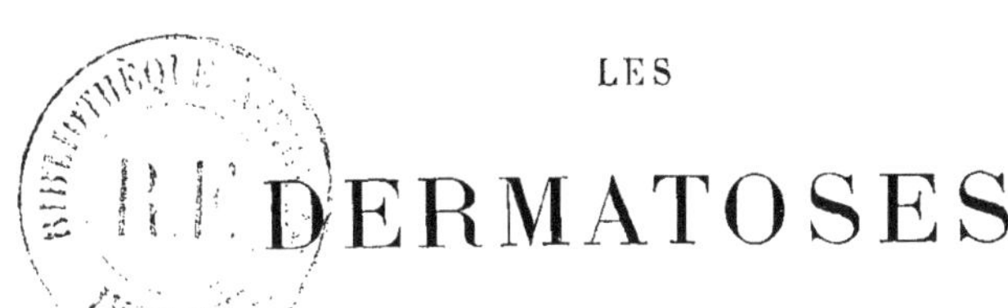

LES

# DERMATOSES

CONSIDÉRÉES DANS LEURS RAPPORTS

# AVEC LES DYSPEPSIES



PAR

Le Dr Georges SAISON-LIERVAL

ANCIEN INTERNE PROVISOIRE DES HOPITAUX DE PARIS
MÉDAILLE DE BRONZE DE L'ASSISTANCE PUBLIQUE

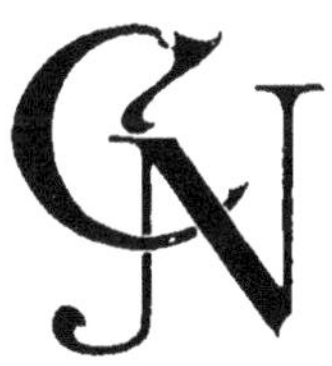

PARIS

ANCne LIBRAIRIE G. CARRÉ ET C. NAUD

C. NAUD, ÉDITEUR

3, RUE RACINE, 3

1901

# INTRODUCTION

Depuis bien longtemps, l'inefficacité des onguents et des pommades a fait ouvrir un vaste champ de recherches aux dermatologistes soucieux de guérir une maladie de peau, depuis longtemps leurs investigations se sont plus particulièrement portées vers l'estomac de leurs malades : mais, jusqu'alors, les données cliniques étaient vagues, l'influence des troubles gastriques sur les dermatoses était seulement soupçonnée, leurs rapports intimes n'étaient pas démontrés. Depuis les travaux de M. Albert Robin et la thèse de son élève Mitour, ces présomptions se sont changées en certitude, grâce à l'examen méthodique du clinisme gastrique dans un certain nombre de dermatoses.

Quand nous entrâmes en 1897 dans le service de M. Albert Robin, notre maître s'occupait encore de cette question ; nous nous y sommes toujours intéressé et, plus tard, après une année passée à Saint-Louis dans le service de M. le Dr du Castel, nous avons entrepris une série de recherches personnelles sur ce sujet.

Nous avons contracté une bien grosse dette de reconnaissance envers M. le Pr agrégé Albert Robin. Non seulement notre excellent maître nous a appris, associée à un diagnostic rapide et précis, une thérapeutique rigoureusement scientifique et atteignant par là même le maximum de résultats désirés ; mais, en toutes circonstances, il nous a prodigué les marques les plus éclatantes de sa confiance et de sa sympathie. Que notre maître accepte l'expression de notre respectueuse admiration et de notre profonde gratitude.

Nous avons l'honneur d'être l'élève de M. le Pr Dieulafoy ; nous nous rappelons avec une légitime fierté cette année passée auprès du maître qui nous a tant appris pour notre avenir médical. M. le Pr Dieulafoy a bien voulu accepter la présidence de notre thèse ; nous le prions de croire à notre très sincère reconnaissance pour le grand honneur qu'il nous fait encore aujourd'hui.

Nous avons eu l'heureuse chance de pouvoir prendre place auprès de l'éminent chirurgien, auprès du maître si charmant qu'est M. le Pr agrégé Paul Segond ; nous avons pu, durant une année, admirer sa science chirurgicale, son incomparable talent opératoire. Nous le remercions vivement pour la bienveillance qu'il nous a toujours témoignée.

En arrivant à l'hôpital Saint-Louis, nous avions l'intention d'étudier quelques mois seulement les maladies de peau ; nous ne savions pas alors combien M. du Castel sait rendre intéressant l'enseignement de la dermatologie ; une année passée auprès de lui nous a paru très brève.

Nous lui adressons nos sincères remerciements pour ses excellentes leçons, ses excellents conseils et pour l'intérêt qu'il nous a toujours porté.

Nous n'oublierons pas l'excellent maître qui a guidé nos premiers pas dans nos études médicales et qui nous a si souvent donné de si bonne grâce un appui ou un conseil : M. le Pr agrégé JALAGUIER.

Nous n'oublierons pas nos premiers maîtres dans les hôpitaux : M. le Dr DEMOULIN, alors chef de clinique du Pr DUPLAY ; M. le Pr agrégé THIÉRY, alors chef de clinique du Pr TILLAUX ; M. le Dr BOURCY, M. le Dr BÉCLÈRE qui ont toujours été si bienveillants pour nous.

Nous n'oublierons pas les maîtres auprès desquels des circonstances indépendantes de notre volonté nous ont empêché de demeurer plus longtemps : M. le Dr DALCHÉ, qui nous a toujours témoigné sa sympathie ; M. le Dr BALZER, qui nous a beaucoup appris en bien peu de temps ; M. le Dr FLORAND, qui nous a fait un si cordial accueil ; M. le Dr JACQUET à qui nous devons un certain nombre de nos connaissances en dermatologie ; M. le Dr BOUGLÉ, qui a droit à toute notre reconnaissance.

Nous avons encore des remerciements à adresser à M. le Dr RÉNON, qui nous a toujours si aimablement porté intérêt ; à M. le Dr LEREDDE qui a accompagné d'excellents conseils les observations auxquelles il avait collaboré ; à M. le Dr MICHEL, notre jeune maître, qui nous a rendu si agréable le séjour à l'hôpital pendant ces vacances ; à M. BOURNIGAULT, notre ancien collègue, chef du laboratoire de M. Albert ROBIN, qui nous a si gracieusement facilité l'étude de l'examen du chimisme gastrique.

---

# CHAPITRE I

## HISTORIQUE

> Fabula quidem antiquorum fuit omnia a corporis centro ad extrema ferri eamque esse naturæ vim ut quasi in cloacam ad cutem extra viscerum limites omnia amandaret parva et machinæ exitiala (Lorry).

Dès les premiers temps de la médecine, on a indiqué le lien qui unit les affections cutanées aux maladies des organes internes. Les anciens considéraient les maladies de peau comme des efflorescences dont les racines étaient intérieures.

Hippocrate et les hippocratiques envisageaient les maladies de peau sous deux points de vue : suivant qu'elles existaient par elles-mêmes ou qu'elles constituaient le dépôt d'une maladie ; ce sont les altérations de la bile et de la phlegme qui en sont la base ; il attribue à la pituite la lèpre, les démangeaisons et les taches blanches.

Le méthodisme, intermédiaire à Hippocrate et à Galien, attribue toutes les causes de maladies à la modification des pores, le strictum et le laxum ; ce sont les premiers solidistes.

Puis viennent les dogmatiques : c'est le pneuma ou les esprits qui sont en cause ; pour Arétée, les maladies de peau tiennent à l'extrême froideur du pneuma.

L'humorisme s'infiltre dans toutes les idées de Galien ; pour lui, les maladies de peau sout engendrées par l'une ou l'autre humeur.

Dans les siècles qui suivent, les souvenirs de Galien dominent la pathologie cutanée, mais cependant on pense que les altérations cutanées pourraient bien être parfois purement locales et dépendantes d'un vice de la partie elle-même ; de là, on conseille d'attaquer le mal par les topiques. Il faut arriver jusqu'au XVIe siècle, à Mercuriali, pour voir les maladies de peau se spécialiser ; dans son ouvrage « De morbis cutaneis et omnibus corporis humani excrementis tractatus », il insiste sur les rapports des maladies de peau avec la constitution.

Deux siècles plus tard, reparaît la doctrine d'Hippocrate et, de nouveau, les maladies de peau sont étudiées sous deux points de vue : elles sont développées spontanément ou bien elles n'existent que comme dépôt de maladies.

Dans la deuxième moitié du XVIIIe siècle, Lorry fait paraître son livre : « De morbis cutaneis tractatus » où il affirme l'influence des affections de l'estomac sur les maladies de peau : « Primarium forsan cum cute consensum obtinet ventriculus. Non enim inauditum est, nec rarum immissio intra ventriculum corpore irritante, illico cutem pustulis aut saltem papulis deturpari atque vitiari aut saltem pruritus enormis experiri, quod non una vice accidisse viderunt medici (1). » Stoll soutient la même opinion dans son ouvrage Ratio medendi : « Genesim efflorescentiarium in sordibus systematici gastrici quæri fere

(1) Lorry. Tractatus de morbis cutaneis. Paris, 1777, p. 26-51.

semper debere, multorum atque etiam nostris observationibus convictum videtur (1). »

J. Frank signale l'influence des voies digestives sur les maladies de la peau et il établit même une variété gastrique pour chaque impétigine.

Biett signale la fréquence des altérations gastro-intestinales dans l'ecthyma.

Les auteurs du Compendium de médecine notent que souvent l'érythème complique une phlegmasie des premières voies.

Billard, dans son Traité des maladies des enfants, rapporte en général l'ecthyma à une affection chronique du tube digestif.

Rayer soutient que, chez l'adulte, la couperose est souvent liée à une inflammation de l'estomac et de l'intestin ; de même, chez les enfants, l'eczéma impétiginoïde de la face et du cuir chevelu.

Alibert a observé que, chez les dartreux, les digestions sont laborieuses et les intestins remplis de vents (3).

On trouve dans Baumès l'observation d'une femme affectée d'irritation gastro-hépatique et d'eczéma rubrum, chez laquelle l'affection cutanée suivait toutes les oscillations de la maladie interne ; la maladie de peau disparut dès qu'on eut traité et guéri l'irritation des voies digestives.

« Dans un grand nombre de cas, dit Gibert, l'acné, comme les autres maladies de la peau, est lié à l'existence

---

(1) Stoll. Ratio medendi. Vienne, 1777. Pars prima, p. 41.
(2) Biett. *Dictionnaire de médecine.*
(3) Mal. Peau, t. I, p. 304.

d'une affection interne et surtout à celle de quelque lésion digestive. »

Avec Bazin, la plupart des dermatologistes ne voient dans les maladies de peau que les manifestations de certaines diathèses, arthritisme, herpétisme et, lorsqu'ils discutent pour savoir si la dyspepsie réagit sur les dermatoses, ils invoquent les actions réflexes (1).

Le Pr Hardy, dans son *Traité des Maladies de la Peau*, s'exprime ainsi : « On peut accuser certains aliments de produire et d'entretenir l'eczéma ; ainsi, les viandes faisandées, les préparations de porc, les poissons, les mets épicés, les choux, les sucreries, les fraises sont les substances alimentaires qui paraissent avoir une fâcheuse influence. Chez les enfants, l'eczéma paraît souvent sous la dépendance d'une nourriture insuffisante fournie par une nourrice qui n'a pas assez de lait. »

L'École de Vienne, qui vient ensuite, réagit contre ces conceptions, elle fait des maladies de peau des affections autonomes, indépendantes. Et cependant, que dit Hebra ? « On rencontre fréquemment l'eczéma comme le résultat d'une digestion affaiblie ; le malade se plaint de cardialgies, de violentes éructations, d'une sensation de pludénite et de distension de l'abdomen, avec perte de l'appétit. De plus, on peut remarquer que, même après la cessation de tous les symptômes de la maladie d'estomac, l'éruption eczémateuse persistera encore et ne disparaîtra définitivement que quand la digestion a repris ses fonctions normales depuis un temps considérable. »

---

(1) Bazin. Leçon sur l'arthritisme.
Bazin. Affections cutanées.

Doyon, le traducteur et le commentateur de Hebra, cite cette observation très probante : Il s'agit d'une jeune fille, couturière, de 24 ans, chez laquelle les attaques d'un eczéma des mains alternent de la façon la plus tranchée avec le retour d'une dyspepsie habituelle. L'eczéma est-il dissipé par des applications froides ou astringentes, aussitôt les digestions deviennent laborieuses, l'anorexie, la constipation, puis l'amaigrissement se manifestent ; dès que, au contraire, l'éruption apparaît, la digestion se régularise, la fraîcheur et l'embonpoint ne tardent pas à renaître.

Kaposi, dans son *Traité des Maladies de la Peau*, dit : « Chez les petits enfants, souvent l'urticaire qui se prolonge pendant des semaines et des mois n'est autre chose que le réflexe d'un catarrhe chronique de l'estomac, provoqué par un mode défectueux d'alimentation, mauvais lait, aliments gras, qui ne sont pas encore tolérés par l'estomac de l'enfant. »

M. Gaucher s'exprime ainsi :

« Il ne faut pas que le dermatologiste soit un spécialiste dans le sens étroit du mot et ne vise que la lésion locale. La pathologie générale doit être votre principal guide dans l'étude des maladies de peau, les rapports des maladies internes avec les dermatoses sont évidents ; vous ne devez pas les méconnaître, sous peine de commettre les plus graves erreurs. »

M. Besnier croit à l'influence pathogénique de la dilatation gastrique dans la production d'un certain nombre de dermatoses, en particulier dans les eczémas de la première enfance.

# CHAPITRE II

## RAPPORTS ENTRE LES DERMATOSES ET LES DYSPEPSIES CHEZ L'ENFANT

C'est surtout chez l'enfant que les rapports intimes de certaines dermatoses avec les troubles gastriques éclatent dans toute leur splendeur : leur peau est, pour ainsi dire, la pierre de touche de leur digestion et de même que leurs facultés intellectuelles rudimentaires ne leur permettent pas de supporter sans se plaindre le moindre de leurs maux, leurs organes internes ne peuvent subir la moindre lésion sans la manifester bien vite à l'extérieur.

Chez l'enfant une grande division semble s'imposer : il y aurait lieu de distinguer les maladies de peau qui surviennent chez le nourrisson, jusqu'au sevrage, et celles qui surviennent après le sevrage, quand l'enfant peut être soumis à l'alimentation commune. Mais les limites de cette division ne sont pas absolument nettes et tranchées : on rencontre après le sevrage des dermatoses tout à fait semblables à celles que l'on observe antérieurement; d'ailleurs, dès qu'on s'éloigne des premières années de la vie, les affections de la peau se rapprochent de ce qu'elles sont chez l'adulte.

Aussi, dans ce chapitre, étudierons-nous à la fois le

nourrisson et le jeune enfant chez lesquels on ne peut tenter l'examen du suc gastrique ; dans un autre chapitre, nous étudierons l'enfant plus âgé et l'adulte chez lesquels nous avons la précieuse ressource de l'examen du chimisme gastrique.

Dès la plus tendre enfance, on peut observer très fréquemment des accidents gastro-intestinux de cause alimentaire : aussi, doit-on, pour ce motif, proscrire de l'alimentation toute autre boisson que le lait, au-dessous de 6 mois ; mais il faut bien savoir que le lait lui-même expose des enfants à des accidents gastro-intestinaux s'il est ingéré en trop grande quantité, soit en une fois, soit par la répétition trop fréquente de l'acte. Les nourrices ont généralement une tendance déplorable qui consiste à donner le sein aux nourrissons toutes les fois qu'il pleure ; c'est là un bien grave défaut : si l'enfant pleure, en effet, c'est souvent parce qu'il a des coliques dues peut-être à une indigestion ; qu'on lui donne alors à teter et chaque fois, ces coliques deviendront plus fortes par le même mécanisme, c'est-à-dire par indigestion sur indigestion. De là, les nourrissons qui pleurent nuit et jour, que leurs nourrices qualifient de méchants et qui seraient des enfants sages si on savait les alimenter à propos ; de là, des indigestions, de la diarrhée ; mais ce n'est pas tout : en effet, dit Jules Simon, « non seulement la mauvaise direction imprimée à l'allaitement et au sevrage a pour premier effet de troubler les fonctions digestives, mais elle fait naître secondairement des éruptions variées, érythèmes, herpès, eczéma, furoncles, impétigo, lichen, urticaire ; en un mot, un grand nombre d'affections cutanées qui reconnaissent pour principale origine la perturbation fonctionnelle du tube digestif. Vous ne considérerez pas ces dermatoses comme des accidents locaux et contre lesquels les topiques seuls devront être mis en œuvre, vous chercherez au contraire leur origine dans l'hygiène, l'allaitement, le sevrage, où vous trouverez le point de départ de la dyspepsie ».

« Ces gourmes sont le plus souvent l'apanage d'enfants mal nourris, athrepsiques, où les troubles digestifs sont des plus évidents. »

En effet, dès les premiers mois de la naissance, le ventre de l'enfant dyspeptique offre des particularités très intéressantes à étudier. Les troubles digestifs des nourrissons élevés d'une façon défectueuse ont, en effet, un retentissement très précoce sur l'abdomen et, dès les premiers mois, le ventre de l'enfant a un aspect si caractéristique qu'il suffit à lui seul pour porter le diagnostic de dyspepsie. Qui n'a remarqué ce ventre énorme, volumineux, tout à fait en disproportion avec les autres parties du corps. Il est étalé dans les flancs et rappelle, en un mot, par sa forme, le ventre de batracien. La diarrhée est assez fréquente et dans les selles, on trouve les aliments imparfaitement digérés. La constipation est plus fréquente ; quand elle s'installe, elle est opiniâtre et oblige les parents à recourir sans cesse aux purgatifs et aux lavements ; de temps à autre, une diarrhée s'établit, elle dure 2 ou 3 jours et la constipation reprend comme autrefois.

Parmi les accidents cutanés de la dyspepsie, chez l'enfant, nous citerons en premier lieu le prurigo de Hebra, évoluant par poussées successives ; les petits dyspeptiques sont encore sujets aux poussées d'urticaire, d'eczéma séborrhéique de la face, d'eczéma sec ou suintant du visage, du cou, du tronc et des membres.

Si nous considérons la durée indéfinie de la dyspepsie chronique de l'enfant, avec ses accidents aigus de temps à autre, nous voyons que telle est la marche du prurigo chronique de Hebra. Comme cette affection, en effet, le prurigo de Hebra une fois établi, ne rétrocède pas et présente des poussées aiguës, correspondant le plus souvent à des excès alimentaires ou à des abus de boisson.

Pour saisir le lien qui unit l'urticaire au prurigo chronique de Hebra, il faut suivre les enfants dyspeptiques plusieurs années. Observés dès les premiers mois de leur naissance, ces enfants soumis à une alimentation défectueuse, présentent des poussées d'urticaire aiguë survenant à la suite d'excès alimentaires. Cette urticaire est généralement passagère, dure un ou plusieurs jours, mais peut se reproduire après un temps plus ou moins long. Cette forme est curable, l'amélioration du régime suffit à prévenir d'autres poussées.

Observations dues à M. Comby (1)

1° Fille de 9 mois, mal nourrie, prend en 24 heures un litre de lait non bouilli, de l'eau rougie, du pain trempé dans les sauces ; depuis 8 jours, diarrhée fétide,

(1) Comby. *Société méd. des hôp.*, 25 octobre 1889.

depuis hier : urticaire aiguë généralisée, nombreuses papules sur le tronc, les fesses ; démangeaisons très vives.

2° Petite fille de 3 ans et 9 mois, qui avait été soumise à l'allaitement mixte, d'où retard dans la marche et dans l'évolution dentaire. Les fonctions digestives laissent à désirer : gros ventre, clapotage épigastrique, constipation habituelle. Il y a 4 mois, convulsions qui ont duré plusieurs jours ; à la suite, poussées quotidiennes d'urticaire, plaques ortiées sur le tronc, mais aucune lésion de grattage ; démangeaisons très vives pourtant.

Si l'urticaire s'est installée à demeure chez un dyspeptique, un traitement bien suivi peut amener des rémissions très notables ; mais dans la généralité des cas, l'urticaire devenue chronique se transforme en une affection incurable : le prurigo de Hebra.

Comby insiste sur cette évolution de l'urticaire : « On verra l'urticaire survenir dans la première enfance à l'occasion d'une mauvaise alimentation (allaitement artificiel, alimentation grossière et prématurée), cette urticaire, provoquée et entretenue par la dyspepsie, se répéter à intervalles plus ou moins rapprochés, puis s'installer définitivement sous forme d'urticaire chronique incurable.

Au bout de quelques années, les lésions changent d'aspect, les papules ortiées sont devenues rares ou manquent complètement ; à leur place, on voit des papules lichénoïdes, des lésions de grattage, des placards d'eczéma, quelquefois des pustules. La maladie ne mérite plus le nom d'urticaire, c'est un prurigo, ou mieux un lichen avec démangeaisons persistantes, c'est le prurigo de Hebra.

## Observation III (1)

Le 19 décembre 1897, j'observais un petit garçon de 4 ans, nourri au sein par sa mère, ayant souffert beaucoup pendant sa première enfance : bronchites, spina ventosa, rachitisme. Actuellement l'enfant est dyspeptique ; il boit énormément et présente un gros ventre avec clapotage gastrique ; son sommeil est agité et interrompu par des cauchemars. Depuis 3 mois, il souffre de démangeaisons atroces, accompagnées d'éruptions incessantes d'urticaire couvrant tout le corps. Au moment où j'examine l'enfant, il présente sur le tronc une série de larges papules ortiées sans lésions profondes de grattage. La maladie est encore de l'urticaire, et les lésions ne sont pas polymorphes : elles le deviendront probablement. Il est bon de relever ici l'association de l'urticaire chronique et de la tuberculose, attestée par le spina ventosa signalé plus haut.

## Observation IV (2)

Augustine G..., nourrie au sein jusqu'à 9 mois, mais soumise ensuite à une alimentation mauvaise, est devenue rachitique et n'a pu marcher qu'à l'âge de 18

(1) Observation présentée par M. Comby à la *Société méd. des hôp.*, le 25 octobre 1889.

(2) Observation présentée par M. Comby à la *Société méd. des hôp.*, 25 octobre 1889.

mois. Soignée et guérie de son rachitisme, elle est ramenée à la consultation pour une éruption prurigineuse du tronc et des membres qui a tous les caractères de l'urticaire. Cette éruption a débuté le 20 juillet 1885, sans cause appréciable ; l'enfant qui était alors âgée de 2 ans mangeait peu et demandait constamment à boire. Son ventre était énorme, souple, facile à palper dans tous les sens ; la succussion directe de la région épigastrique faisait entendre un bruit de clapotage qui s'entendait encore au-dessous de l'ombilic ; j'en avais conclu à une dilatation notable de l'estomac. Mon diagnostic était à cette époque : urticaire aiguë provoquée par les troubles digestifs, l'abus des liquides et la dilatation de l'estomac. Or, cette urticaire a persisté depuis 4 ans et mérite, par conséquent, le nom d'urticaire chronique. J'ai revu l'enfant à 5 ans ; sa mère m'affirme qu'elle n'a cessé d'avoir des poussées d'urticaire et des démangeaisons.

Aujourd'hui, on aperçoit, sur le tronc principalement, des papules typiques d'urticaire et des taches très nombreuses, les unes rosées, les autres grises, quelques-unes fortement pigmentées ; au centre de ces taches pigmentées, on rencontre çà et là des points blancs rappelant le vitiligo qui accompagne certaines macules du zona. Le nom d'urticaire chronique pigmentée ne me semble pas pouvoir être refusé à ce cas.

Il existe quelques croûtelles sanguines dues au grattage, mais il est impossible de constater actuellement la présence d'éléments lichénoïdes, ce qui ne veut pas dire que ce cas ne puisse offrir plus tard un nouvel exemple de prurigo de Hebra.

L'enfant continue toujours à boire démesurément, elle se réveille la nuit pour demander à boire, elle a des terreurs nocturnes et sa mère me rappelle qu'elle a eu autrefois des convulsions. Le ventre est toujours gros et le clapotage épigastrique persiste.

Diarrhée de temps à autre.

J'ai donc pu, dans ce cas, assister au début, et suivre dans son évolution, une urticaire aiguë d'abord, puis à répétition, chronique et pigmentée chez une petite fille rachitique, dyspeptique et buveuse.

Les traitements employés : friction avec une pommade à l'acide tartrique, puis avec l'huile de foie de morue, diminution du taux des boissons, ont amélioré la situation.

Je revois la jeune enfant à 6 ans, elle s'est développée. Depuis plusieurs mois, elle ne souffre plus de ses démangeaisons et son corps ne présente que des macules pigmentaires sans traces de papules ni de lésions de grattage. D'autre part, l'enfant est devenue plus raisonnable ; elle boit moins qu'elle ne faisait, son ventre est moins gros et sa dyspepsie moins intense. Voilà un cas d'urticaire chronique, qui, contrairement aux prévisions énoncées plus haut, ne semble pas évoluer vers le prurigo de Hebra.

J'ai eu tout récemment des nouvelles de l'enfant, elle paraît guérie.

### Observation V (1)

Petit garçon de 3 ans qui aurait eu, d'après sa mère,

(1) Observation présentée par M. Comby à la *Société méd. des hôp.*, 25 octobre 1889

des poussées d'urticaire peu de temps après sa naissance. Élevé au biberon, l'enfant n'a commencé à marcher qu'à 17 mois : il est rachitique. Aujourd'hui encore, l'enfant conserve un ventre énorme avec dilatation d'estomac, il est très vorace et boit beaucoup. Il a des démangeaisons atroces et quand il est déshabillé, on aperçoit des papules d'urticaire, des papules de lichen excoriées par le grattage et des papules plus récentes, miliaires, au niveau des mains. Les papules d'urticaire reviennent par poussées, surtout en été.

En somme, la maladie, qui a commencé comme l'urticaire, a abouti à une éruption prurigineuse polymorphe, qui rentre dans le prurigo de Hebra.

### Observation VI

Blanche M... était âgée de 19 mois quand je la vis pour la première fois au dispensaire de la Villette (1884). Depuis l'âge de 11 mois, elle souffrait de démangeaisons presque continuelles, accompagnées d'éruptions ortiées manifestes.

Faisant déshabiller l'enfant, je constate la présence de très nombreuses papules d'urticaire, avec quelques lésions de grattage, sur le tronc et sur les membres.

Cette fillette, soumise à l'allaitement mixte, a marché tard, et présente des déformations osseuses habituelles au rachitisme. De plus, son ventre est très gros, et la succussion méthodique de la paroi épigastrique fait entendre un bruit de clapotage qu'on perçoit encore au-dessous de l'ombilic.

Il semble donc que l'estomac soit très dilaté.

D'ailleurs, l'enfant est extrêmement vorace et demande sans cesse à boire ou à manger ; elle boit surtout énormément. A cette époque, je prescrivis un régime plus sobre, la diminution des boissons et des vins vinaigrés qui restèrent sans effet.

Au mois de juillet 1885, l'enfant est dans le même état et souffre toujours de son urticaire et de fortes démangeaisons. Elle avait peu grandi et souffrait de l'estomac; il est vrai que son régime alimentaire avait été peu surveillé, elle continuait à boire démesurément aussi bien la nuit que le jour. Le ventre restait gros et le clapotage épigastrique occupait la même étendue ; j'insistai de nouveau sur l'importance du régime et j'obtins le rationnement des liquides.

Le 28 novembre 1887, l'enfant revient dans une période d'amélioration : elle a peu de démangeaisons, elle n'a plus de papules d'urticaire, mais elle offre des papules petites, arrondies, les unes intactes, les autres excoriées par le grattage et il est impossible de ne pas penser au prurigo de Hebra. Le volume du ventre a diminué ; la dilatation gastrique est moins étendue.

Un an plus tard (novembre 1888), je suis consulté de nouveau pour cette enfant qui présente une recrudescence de son éruption prurigineuse. Il n'y a plus une seule plaque ortiée, mais de nombreuses papules, petites, arrondies ou acuminées ; les unes, nettes, les autres, couvertes de sang desséché, avec quelques placards d'apparence eczémateuse. La transformation de l'urticaire chronique en prurigo de Hebra me paraît complète.

Le 1er avril, on me ramène l'enfant, non pour son éruption, qui, devenue chronique, n'inquiète plus les parents, mais pour une blépharo-conjonctivite de date récente. Actuellement, d'ailleurs, le prurigo est dans une phase de rémission ; les papules sont rares et les démangeaisons, bien que toujours vives, ne sont pas suivies de grattages énergiques.

L'enfant qui a aujourd'hui 6 ans et demi est très petite, elle a le développement d'une enfant de 4 ans, elle est toujours polydipsique.

### Observation VII

Louis S..., âgé de 8 ans, se plaint d'une éruption prurigineuse, généralisée à tout le corps. Cette éruption, qui date de plusieurs années, présente, par intervalles, des périodes d'amélioration suivies d'exacerbations. Elle est caractérisée par des papules excoriées et recouvertes de croûtelles saignantes. On remarque des taches pigmentaires disséminées sur tout le corps. L'enfant est soigné depuis plusieurs semaines pour de la gale, mais le traitement n'a amené aucune amélioration ; les lésions sont très disséminées, sans occuper les sièges de la gale ; on ne trouve aucun sillon. Cet enfant a marché très tard ; il a toujours eu de la diarrhée. C'est un rachitique avec une tête volumineuse, un thorax évasé, un ventre énorme, saillant, avec éventration, les membres grêles et les épiphyses saillantes. A toujours été grand mangeur et grand buveur. Estomac très dilaté; clapotage et tympanisme jusqu'à un travers de doigt au-dessous de l'ombilic.

### Observation VIII

Albert F..., âgé de 10 ans, a été nourri au biberon.

Un mois après sa naissance, apparition de boutons à la face. A 2 ans, éruption prurigineuse sur les membres inférieurs, ayant persisté jusqu'aujourd'hui avec des alternatives d'amélioration et de recrudescence.

Actuellement, il présente sur les membres inférieurs des éléments éruptifs, prurigineux, polymorphes : les uns, sous forme de placards d'eczéma, les autres, ressemblant aux petites taches pigmentaires, suite de grattages prolongés. Les membres supérieurs ont très peu de taches. Troubles gastriques évidents, a toujours été grand buveur, appétit très irrégulier, habituellement constipé. Clapotage stomacal descend jusqu'à l'ombilic.

### Observation IX
(due à M. Albert Robin).

*Prurigo de Hebra.*

Enfant de 9 ans, qui, à huit mois, a présenté de la gourme sur le corps et la figure et de l'eczéma très prurigineux. Depuis cette époque, il se gratte ; en été, le grattage est excessivement peu prononcé et il n'existe pas de lésions sur la peau ; en automne, le grattage devient intense et les altérations cutanées reparaissent pour ne disparaître qu'en avril ; jamais on n'a constaté de lésions urticariennes.

Actuellement, à la face antérieure des cuisses, on trouve des plaques arrondies, rouges, confluentes, à surface eczématique, sur lesquelles on aperçoit des excoriations de grattage ; quelques-unes de ces plaques paraissent en régression et la peau prend une coloration pigmentaire. Au palper, on perçoit un léger épaississement interne. Sur le tronc, deux ou trois placards semblables à ceux qui existent sur les membres inférieurs et quelques groupes excoriés, plus petits, légèrement suintants. Sur le bras droit, à la face postérieure, un placard arrondi de la dimension d'une pièce de cinq francs, semblable à ceux des cuisses et où l'épaississement cutané est très perceptible.

On note aussi quelques furoncles, mais c'est là une lésion occasionnelle que l'enfant n'a jamais présentée autrefois ; il n'existe pas de lésions élémentaires de prurigo.

L'enfant a été nourri au biberon, on l'a fait manger à l'âge de deux à trois mois (œufs, boissons, cidre, eau-de-vie, café).

Actuellement, troubles gastro-intestinaux très prononcés : l'enfant mange gloutonnement aux repas ; à ce moment, il devient pâle, et au milieu du repas, va à la selle. Tendance à la diarrhée : pas de vomissements. Douleurs abdominales.

La langue est normale.

## Observation X
(due à M. Albert Robin.)

### *Prurigo de Hebra.*

Enfant de 11 ans et demi, atteint de prurit depuis l'âge de 18 mois ; jamais ce prurit n'a cessé. La personne qui amène l'enfant ne peut donner d'autres renseignements. L'enfant a été élevé au sein ; sans régularité.

Actuellement, lésions de grattage et d'eczématisation diffuse très superficielles sur les bras et la cuisse droite. A la face antérieure de la cuisse gauche, deux placards d'eczéma lichénifié avec épaississement considérable de la peau, gros ganglions dans les aines.

L'enfant est très gros, son ventre est proéminent ; il mange beaucoup et même entre ses repas.

Il ne se plaint jamais du ventre ; pas de constipation ; soif exagérée.

## Observation XI (personnelle).

### *Eczéma.*

Paul P..., âgé de 13 mois. Cet enfant a été élevé au sein, mais les tetées ont toujours été irrégulières : sa nourrice lui donnait le sein chaque fois qu'il pleurait. Il y a deux mois, il a eu de la diarrhée pendant quelques jours ; depuis la cessation de cette diarrhée, est survenue une constipation opiniâtre ; actuellement, il est très constipé, ne va à la selle qu'avec des lavements. L'abdomen est volumineux ; l'enfant a des régurgitations fréquentes.

Depuis huit jours, il est atteint d'une éruption eczémateuse, qui est à peu près généralisée : le plus grand nombre des vésicules eczémateuses sont déjà en voie de dessiccation. Les membres supérieurs et la poitrine sont les parties du corps où l'eczéma est le plus intense.

### Observation XII (personnelle).

*Eczéma impétigineux de la face.*

René S..., âgé de 5 ans.

A été élevé au sein, mais on lui donnait à teter à des intervalles très irréguliers. En dehors de cela il mangeait de la viande, des pommes de terre, des choux, dès l'âge de un an ; aussi a-t-il eu très fréquemment des diarrhées fétides ; il a été sevré à l'âge de deux ans et demi.

Depuis quelques mois, l'enfant a mauvais appétit ; son ventre est gros, il a de fréquentes coliques ; il est généralement constipé.

Depuis quinze jours, ce petit malade est atteint d'une éruption impétigineuse qui occupe le front et les deux oreilles, surtout l'oreille gauche. Çà et là, sur les joues, existent quelques pustules en voie de dessiccation.

### Observation XIII (personnelle).

Pierre D..., âgé de 9 mois et demi.

Depuis sa naissance, cet enfant a toujours été élevé au biberon, donné d'ailleurs irrégulièrement.

Dès l'âge de 5 mois, il a commencé à manger des bouillies et des panades.

Depuis deux mois, le petit malade a une diarrhée presque continuelle, aussi ne profite-t-il pas, dit la mère ; en effet, il est extrêmement amaigri, les membres inférieurs sont flasques et émaciés, l'abdomen, par contre, est volumineux.

Sur le cou, sur le devant de la poitrine, sur les bras, on aperçoit de grands placards d'eczéma suintant ; le petit malade est très agité, il dort très mal.

## Observation XIV (personnelle).

*Eczéma impétigineux.*

Camille C..., âgé de 9 mois.

Il n'a été élevé au sein que pendant 8 jours ; à ce moment sa mère a été atteinte d'entérite et ne voulant pas confier son enfant à une nourrice, elle a préféré l'élever au biberon. — Dès le troisième mois, elle joignait à cette alimentation qu'elle ne trouvait pas assez substantielle, des bouillies, des potages, des légumes.

Depuis deux mois, la diarrhée, qui survenait auparavant de temps à autre seulement, est devenue continuelle : l'enfant vomit fréquemment.

Actuellement, eczéma impétigineux du cuir chevelu, très intense, quelques pustules sur le front.

## Observation XV (personnelle).

*Eczéma vésiculeux récent.*

La jeune Berthe C..., âgée d'un an et demi, est atteinte depuis deux jours d'eczéma vésiculeux siégeant au niveau de la face postérieure du cou, en avant et en arrière de la poitrine ; quelques vésicules derrière les deux oreilles.

Depuis un mois, la petite malade était très constipée, elle a eu la diarrhée pendant trois jours, puis la constipation a recommencé.

Depuis deux mois, la mère donnait à son enfant un peu de tout ce qu'elle mangeait elle-même ; viande, légumes, même un peu de vin.

## Observation XVI (personnelle).

Marie K..., âgée de 3 mois, est élevée au biberon, qu'on lui donne d'ailleurs dès qu'elle pleure. Elle vomit fréquemment, elle est presque continuellement constipée ; depuis trois jours, elle a de la diarrhée, les selles sont fétides. Le ventre est très gros.

Depuis un mois, l'enfant présente une éruption érythémateuse, occupant les deux fesses et une partie de la face postérieure des cuisses.

# CHAPITRE III

## RAPPORTS ENTRE CERTAINES DERMATOSES ET LES DYSPEPSIES CHEZ L'ADULTE

Chez l'adulte, les rapports des dyspepsies avec certaines dermatoses sont moins apparents sans doute que chez l'enfant, ils doivent être un peu plus recherchés, un peu mieux étudiés, ils sont tout aussi évidents.

Tantôt, c'est sous la forme aiguë que se présentent les troubles digestifs : c'est après un embarras gastrique sans cause connue, ou bien c'est après une indigestion manifeste, après l'ingestion de moules ou de viandes faisandées qu'apparaît l'éruption cutanée. On sait, en effet, combien l'urticaire est fréquente après l'absorption de certains coquillages, on sait aussi qu'il existe à cet égard des idiosyncrasies toutes particulières : les moules, indifférentes chez les uns, provoquent chez d'autres des éruptions ortiées, de même les fraises, les framboises, etc.

Le plus souvent, c'est sous la forme chronique que se présentent les troubles digestifs.

Dans certains cas, le malade, qui a bonne apparence, se plaint d'avoir peu d'appétit, sa langue est blanche, après ses repas, il a des palpitations, il est gêné dans sa respiration, le besoin de sommeil est à peu près invincible, parfois même il vomit, ce sont là les symptômes rapidement exposés de l'hypochlorhydrie.

Dans d'autres cas, le malade accuse des symptômes dyspeptiques un peu plus dramatiques : il a très bon appétit, c'est au milieu de ses repas qu'il éprouve le plus grand bien-être, mais deux ou trois heures après, apparaissent les douleurs gastriques toujours pénibles, quelquefois intolérables, accompagnées de renvois acides très désagréables. Si l'on examine ces malades, on constate que, malgré leur bon appétit, leur état général est peu satisfaisant, ils sont amaigris, ils sont faibles, ils souffrent d'une constipation opiniâtre ; leur langue est rouge, leur estomac est plus ou moins distendu, le foie lui-même est augmenté de volume : le malade est un hyperchlorhydrique.

Quelquefois, les symptômes gastriques sont tout autres ; les malades n'ont pas de douleurs aussi pénibles ; mais dès le début du repas, ils accusent une sensation de pesanteur gastrique ; bientôt, ils sont oppressés, ils sont obligés de desserrer leurs vêtements ; après les repas, ils se trouvent dans une impuissance physique et intellectuelle complète, le besoin de sommeil est impérieux ; au bout de trois à cinq heures apparaît un symptôme plus caractéristique, le pyrosis : c'est une sensation de brûlure souvent très intense qui part de l'estomac et monte le long de l'œsophage, s'accompagnant souvent d'éructations très désagréables, parfois aussi de régurgitations gazeuses, liquides et même alimentaires ; l'haleine de ces malades est fétide, leur langue est recouverte d'un épais enduit grisâtre, leur estomac est distendu, le foie est souvent hypertrophié, les alternatives de diarrhée et de constipation sont fréquentes : le malade est un dyspeptique par fermentations.

L'association de la dyspepsie de fermentations avec la dyspepsie hyperchlorhydrique ou hypochlorhydrique, les réactions individuelles particulières, font naître un certain nombre de variantes symptomatiques qui rendent parfois difficile le diagnostic clinique de la dyspepsie.

De plus, il faut bien savoir que très souvent les malades qui se présentent à nous atteints de quelque affection cutanée n'accusent que de très légers troubles gastriques, fréquemment même ils n'en accusent aucun, si bien qu'on serait tenté de proclamer l'intégrité de leurs fonctions digestives si l'examen du suc gastrique ne venait presque toujours nous révéler une altération du chimisme stomacal.

Si, parmi ces dyspeptiques, beaucoup d'entre eux ne souffrent pas de leur estomac, cela n'a pas lieu de nous surprendre : ces malades ont la plupart une dyspepsie par fermentations ; or, nous savons qu'elle est des dyspepsies la plus latente, elles ne se manifestent que si les acides organiques atteignent un taux élevé ou si la sensibilité gastrique est exagérée.

D'ailleurs, chez nombre de malades qui présentent des altérations même très marquées du chimisme gastrique, l'intestin vient au secours de l'estomac, le suc intestinal vient compenser les altérations du suc gastrique ; mais l'intestin surmené a parfois des défaillances, d'où les alternatives de constipation puis de diarrhée que présentent ces malades dont les fonctions digestives paraissent si normales.

Ce qui semble être digne de remarque, c'est une sorte d'alternance entre les effections de la peau et de l'estomac ;

ainsi on voit, à la suite de la disparition d'une maladie gastrique, un eczéma de la face apparaître. Hebra n'est pas de cet avis : en parlant de l'eczéma qui apparaît souvent au cours des dyspepsies, il insiste sur ce fait que les maladies cutanées n'alternent pas avec les maladies de l'estomac, mais coexistent très souvent avec elles ; quant aux exemples d'alternance, Hebra les regarde comme une simple coïncidence des deux maladies, mais évoluant en des temps différents.

Nous savons déjà pourquoi dans les dermatoses la dyspepsie est souvent latente : certains estomacs tolèrent les fermentations quand elles ne sont pas trop abondantes : ne semble-t-il pas aussi que, dans les dermatoses, les fermentations gastriques, trouvant un débouché vers la peau, n'aient pas le temps de séjourner dans l'estomac et d'y manifester leur présence, entraînées qu'elles sont vers l'émonctoire cutané ?

Nous connaissons, en effet, la pathogénie de ces retentissements cutanés de la dyspepsie : M. Albert Robin, après avoir passé en revue tous les intermédiaires qui relient la dermatose aux fermentations gastriques : trouble des échanges, altération du milieu sanguin, trouble du système nerveux, soutient tout particulièrement cette dernière hypothèse, basée sur des expériences très concluantes : l'irritation directe des filets sensitifs du derme par l'élimination cutanée des produits directs ou indirects des fermentations gastriques (1).

---

(1) Albert Robin. Maladies de l'estomac. Fascicule II. Retentissements cutanés des dyspepsies, p. 718.

# CHAPITRE IV

## LE CHIMISME GASTRIQUE DANS LES DERMATOSES CHEZ L'ADULTE

Cette latence fréquente de la dyspepsie dans les dermatoses démontre clairement l'utilité de l'examen méthodique du suc gastrique chez tout malade atteint de quelque affection cutanée.

M. Albert Robin passant en revue 422 observations de dyspeptiques adultes, trouve 129 de ces malades atteints de troubles fonctionnels ou de lésions de la peau (1).

L'acné est constaté chez 30 malades ;

L'eczéma, chez 20 ;

L'hypernydrose, chez 28 ;

La furonculose récidivante est notée 8 fois ;

L'urticaire à répétition, 7 fois ;

Le prurigo sans eczématisation, 9 fois :

La dermatite exfoliatrice, 3 fois ;

La séborrhée squameuse du cuir chevelu, l'alopécie progressive séborrhéique, l'herpès récidivant, ont été observés 5 fois.

---

(1) Albert Robin. Maladies de l'estomac. Fascicule II. Retentissements cutanés des dyspepsies, p. 717.

M. Albert Robin a entrepris avec la collaboration de M. Leredde, dans certaines dermatoses, en particulier dans l'acné, le prurigo, le lichen circonscrit, l'étude systématique de l'état clinique du tube digestif, puis du chimisme stomacal et cela même quand les malades n'accusaient aucun symptôme gastrique. Trente prurigineux qui n'accusaient aucun trouble fonctionnel avaient tous des altérations du chimisme stomacal (1).

« Les uns, dit M. Albert Robin, étaient hypersthéniques, les autres hyposthéniques ; le plus grand nombre n'avait que des modifications très minimes de la chlorhydrie physiologique ; mais ce qui existait chez tous, sans exception, c'étaient des fermentations gastriques. »

Nous avons, pendant notre séjour à l'hôpital Saint-Louis, examiné le chimisme gastrique dans les dermatoses ci-dessus mentionnées, nous ajouterons donc des observations personnelles à celles de M. Albert Robin ; nous relaterons ensuite une intéressante observation de pityriasis rosé de Gibert ; nous exposerons, en terminant, le résultat de nos recherches personnelles, dans le psoriasis.

Nous ne ferons pas de chapitre spécial pour le traitement des dyspepsies accompagnées de retentissements cutanés, le traitement ne diffère pas en effet de celui des dyspepsies sans complications du côté de la peau. Nous

---

(1) Albert Robin et Leredde. Du rôle des dyspepsies dans la genèse de quelques dermatoses. *Bulletin de l'Acad. de méd.* et *Bulletin général de thérap.*, 1899.

Albert Robin. Maladies de l'estomac. Fascicule II. *Loco citato*, p. 719.

ne pourrions d'ailleurs que résumer le *Traité des maladies de l'estomac* de notre maître Albert Robin : nous renvoyons le lecteur à cet excellent ouvrage (1).

La thèse si complète de Mitour (2) sur l'acné nous dispensait d'étudier cette affection cutanée ; la fréquence remarquable de l'hypochlorhydrie, jointe à l'absence de l'HCl libre et à la constance des fermentations, qui a permis à Mitour de décrire la dyspepsie des acnéiques, nous avait fait espérer pouvoir découvrir dans chaque dermatose un chimisme gastrique particulier et mettre une étiquette gastrique à chaque maladie de peau ; il n'en a pas été ainsi : nous avons trouvé presque constamment des fermentations, dans l'eczéma, le prurigo, le lichen circonscrit ; quant aux variations de la chlorhydrie, elles sont à peu près les mêmes dans toutes ces dermatoses, de même, les autres éléments du chimisme gastrique.

Nous nous permettrons cependant quelques considérations générales.

Tout d'abord, nous l'avons déjà dit, les fermentations sont à peu près constantes dans ces dermatoses. En second lieu, on rencontre beaucoup plus d'hypochlorhydriques que dans les dyspepsies sans retentissements cutanés : alors que l'on rencontre en général plus de trois hyperchlorhydriques contre un hypochlorhydrique ; on constate dans les maladies de peau que le nombre des

---

(1) Albert Robin. Maladies de l'estomac. Fascicule I.
Albert Robin. Maladies de l'estomac. Fascicule II. *Loco citato*, p. 728.

(2) Mitour. Études sur la nature et le traitement de la dyspepsie accompagnée d'acnée. *Thèse*, Paris, 1896.

hypochlorhydriques égale, parfois même dépasse un peu, le nombre des hyperchlorhydriques.

L'acidité de fermentation présente ce caractère particulier qu'elle est presque constamment représentée par l'acide butyrique, alors que dans les dyspepsies sans retentissements cutanés, la fermentation butyrique n'est pas notée dans le 1/3 des cas de fermentations.

Les autres éléments du chimisme gastrique sont variables, ces variations ne paraissent soumises à aucune loi.

# CHAPITRE V

## OBSERVATIONS

Toutes les observations inédites sont dues à l'obligeance de M. Albert Robin qui a bien voulu nous en confier l'original ; la plupart nous ont été remises par M. le Dr Leredde, son collaborateur.

### Observation XVII (inédite).

*Prurit sénile.*

M. M..., 50 ans, vient à l'hôpital Saint-Louis pour un prurit généralisé et des lésions de la région de la barbe.

Celles-ci sont constituées par de petits nodules mal limités, à peine appréciables au palper, centrés par un poil ; quelquefois, on trouve à la surface une vésicule excoriée.

Les lésions datent de deux ans et demi environ.

Le prurit généralisé date de six à huit mois ; il est surtout marqué la nuit, il provoque un grattage intense, mais qui ne s'accompagne pas de lésions.

*Antécédents.* — Paludisme en Algérie.

Gastralgie depuis un an qui a amené un amaigrissement de 20 livres ; appétit disparu.

*Examen du suc gastrique,*

30 centimètres cubes d'un liquide coloré en jaune par la présence de la bile, neutre au tournesol et au papier du Congo.

Acidité totale. . . 0,00
HCl libre. . . . 0,00
HCl combiné. . . 0,00
Acidité de ferment. . 0,00

Énorme quantité de mucine.
Notable quantité d'albumine.
Pas de syntonine,
Pas de propeptones.
Pas de peptones.
Beaucoup de sucre.
Pas de coloration par l'iode, indiquant une très bonne digestion des féculents et la présence des achroo-dextrines.

## Observation XVIII (inédite).

*Prurit. — Lésions d'eczématisation et de lichénification.*

B..., cultivateur, âgé de 34 ans.

Les démangeaisons ont commencé il y a 4 ans sur le corps.

Depuis cette année, le prurit s'est étendu aux membres ; la face est indemne. Maximum en été.

Les lésions cutanées sont exactement symétriques :

1° La face dorsale des pieds, le quart inférieur des jambes, présentent un état de lichénification diffuse avec rougeur : les lésions sont peu plissées : à la surface on constate des traces de grattage. Il n'existe pas de vésicules eczématiques : cependant, lorsque le malade retire ses chaussettes, il constate un suintement assez abondant qui n'apparaît pas lorsque les pieds sont libres ;

2° Sur les jambes, lésions de grattage disséminées ;

3° Sur la moitié externe de la région inguinale, à partir de l'épine iliaque, on constate des papules isolées les unes des autres, petites, dures, racornies à leur sommet ;

4° Deux plaques symétriques de la région lombaire présentent le même aspect que les lésions du pied, mais le plissement est plus marqué, la sécheresse plus prononcée ;

5° Enfin sur la face externe des avant-bras, en moins grand nombre à la face interne, on trouve de petites saillies excoriées, acuminées, paraissant correspondre aux follicules en érection.

Le malade n'a eu aucun trouble digestif : pas d'aigreurs, pas de pesanteur, pas de ballonnement du ventre.

Langue normale, pas de clapotage gastrique, un peu de coprostase iliaque et cæcale.

*Examen du suc gastrique.*

60 centimètres cubes d'un liquide incolore, filtrant facilement : acide au tournesol, colorant en bleu le papier du Congo.

| | | |
|---|---|---|
| Acidité totale. . | 1,725 | |
| HCl combiné. . | 0,75 | par litre en HCl. |
| HCl libre. . . | 0,60 | Chlorhydrie = 1,35. |
| Ac. Ferm. . . | 0,375 | |
| | 0,925 | par litre en acide lactique. |

Pas d'acide butyrique, ni acétique.

Pas de mucine.

Petite quantité d'albumine.

Forte quantité de syntonines.

Petite quantité de propeptones.

Notable quantité de peptones, 15 grammes par litre.

Assez forte quantité de sucre.

L'eau iodée colore le suc en rose indiquant une bonne digestion des féculents : l'amidon a été transformé en érythro-dextrine et surtout en achroo-dextrine.

## Observation XIX (inédite).

*Prurigo de la face et des mains avec lichénification.*

Malade de 52 ans, cultivateur, souffre depuis 4 ans de prurit des mains et de la face. Ce prurit, très intense la nuit, détermine l'insomnie ; il est soumis à des variations régionales régulières : il est à son minium en hiver et reparaît au printemps pour atteindre le maximum en août et septembre.

Lorsqu'on interroge le malade avec soin, on apprend que le prurit est, en réalité, généralisé ; le soir, en se couchant, le malade ressent souvent des démangeaisons universelles mais atténuées, et il ne leur attache pas d'importance ; tandis qu'il se plaint énergiquement des souffrances qu'il éprouve au niveau des parties découvertes.

La peau, sur la face, le cou et les mains, est manifestement altérée, tandis qu'elle paraît saine sur toute la surface du corps. Ces lésions de la peau se caractérisent par un épaississement très marqué au niveau de la face et du cou, beaucoup moins à la face dorsale des mains, un état sec et rugueux. Sur le cou et la face, l'épaississement s'accompagne de l'exagération des plis physiologiques et du développement des plis anormaux, apparents par exemple, au niveau du nez, où l'on trouve des sillons entre lesquels les tissus cutanés sont hypertrophiés : les orifices cutanés sont dilatés.

Sur la face dorsale des mains, sur la face, on constate des lésions de grattage et des macules cicatricielles.

*Estomac.* — Aucun trouble gastrique.

Constipation modérée.

*Examen du suc gastrique.*

| | | |
|---|---|---|
| A. T. . . . . | 1,95 | par litre en HCl. Chlorhydrie = 1,80. |
| HCl comb. . | 0,90 | |
| HCl libre. . . | 0,90 | |
| Ac. Ferm. . | 0,15 | |
| | 0,36 | par litre en acide butyrique. |

Pas d'acide acétique.

Petite quantité d'acide butyrique, traces d'acide lac tique.

Pas de mucine.

Pas d'albumine,

Forte quantité de syntonine.

Petite quantité de propeptones et de peptones.

Petite quantité de sucre.

L'eau iodée colore le suc en bleu indiquant que les féculents n'ont pas été digérés, qu'ils sont restés à l'état d'amidon.

## Observation XX (Inédite).

*Eczéma des laveuses, presque guéri. Prurit persistant.*

Mme M..., âgée de 44 ans, blanchisseuse.

Depuis 14 mois, la malade est soignée à Saint-Louis pour un eczéma des mains et des avant-bras ; elle a été obligée de renoncer à son métier.

L'eczéma est actuellement guéri, du moins l'on ne trouve qu'une très légère eczématisation superficielle en quelques points des avant-bras. La peau de la face dorsale des mains est sèche, mince, craquelée en quelques points.

A la face palmaire, état rugueux et hyperhidrose marquée.

Mais depuis 14 mois, il existe un prurit persistant des régions antibrachiales et de la main, prurit surtout marqué le soir et au lit, et quand la malade a chaud, ainsi qu'en sortant les mains de l'eau chaude. Ce prurit s'exagère lors des règles.

On ne constate pas en ce moment de prurigo, mais la malade dit que, lorsqu'elle s'est grattée, elle voit de petits boutons rouges qui durent quelques heures seulement et disparaissent lorsque le prurit cesse.

Jamais il n'y a eu de prurit sur le corps.

La malade n'est pas nerveuse.

La langue est normale. Renvois très rares. Digestions de durée normale. Bouche non amère. Elle est constipée, surtout quand elle boit du lait. Pas de ballonnement après les repas.

*Analyse du suc gastrique.*

100 centimètres cubes d'un liquide incolore, filtrant assez facilement, acide au tournesol, colorant en violet le papier du Congo :

| | | |
|---|---|---|
| Ac. Tot. . . | 2,10 | |
| HClcomb. . | 1,275 | par litre en HCl. |
| HCl libre. . | 0,000 | Chlorhydrie = 1,275. |
| Ac. Ferm. . | 0,825 | |

2,035 par litre en acide lactique.

Traces d'acide butyrique.

Pas d'acide acétique.

Pas de mucine, ni d'albumine.

Très grande quantité de syntonine.

Très grande quantité de peptone.

Forte quantité de peptone, 20 grammes par litre.

Forte quantité de sucre.

L'eau iodée colore le suc en rouge, indiquant la transformation de l'amidon en érythro-dextrine.

### Observation XXI (Inédite).

*Eczéma des mains. Prurit.*

Mme F..., âgée de 45 ans, ménagère.

La malade souffre de prurit depuis une dizaine d'années.

Ce prurit est généralisé et surtout prononcé en hiver.

Elle a été soignée à Saint-Louis, à plusieurs reprises.

Elle n'a jamais été malade, en dehors de ce prurit et des troubles gastriques dont elle se plaint.

Un peu nerveuse, elle n'a jamais eu d'attaques hystériques.

*État actuel.* — Lésions de grattage sur tout le corps.

Macules pigmentaires consécutives.

Sur la face dorsale des mains, eczéma avec lichénification, la peau est épaissie et profondément plissée.

La peau de la figure paraît normale, cependant, on peut relever un état plissé exagéré, à sillons excessivement fins et une légère pigmentation.

En outre, on trouve quelques rougeurs qui paraissent correspondre à de petits foyers eczématiques.

Depuis plusieurs années, troubles gastriques permanents : bouche amère, langue blanche, sensation de pyrosis, constipation habituelle.

*Examen du suc gastrique.*

40 centimètres cubes d'un liquide incolore filtrant assez facilement, acide au tournesol, colorant en bleu le papier du Congo.

| | | |
|---|---|---|
| Ac. tot. . . | 1,95 | par litre en HCl. |
| HCl comb. | 0,75 | Chlorhydrie = 1,20. |
| HCl libre . | 0,45 | |
| Ac. Ferm. . | 0,75 | |
| | 1,85 | par litre en acide lactique. |

Pas d'acide acétique, ni butyrique.

Pas de mucine, ni d'albumine.

Assez forte quantité de syntonine.

Forte quantité de propeptone.

Forte quantité de peptone, 25 grammes par litre.

Notable quantité de sucre.

L'eau iodée colore le suc en rouge, indiquant une assez bonne digestion des féculents et la présence de l'érythro-dextrine.

### Observation XXII (Inédite).

*Lichen circonscrit.*

J..., gardien de la paix, âgé de 37 ans.

Grande plaque de lichen circonscrit de la face supérieure et interne de la cuisse gauche, comprenant une région centrale, régulièrement quadrillée, avec infiltration de la peau et une zone périphérique pigmentaire.

Nombreux nœvi sur le corps ; pas d'autre plaque de lichen, mais quelques lésions de grattage ; le malade a de temps à autre du prurit.

La plaque de la cuisse date de 8 ans ; elle avait disparu, puis est revenue.

Peu de symptômes gastriques : bouche quelquefois amère, constipation légère de temps en temps, ballonnement du ventre après les repas depuis plusieurs mois, ventre distendu.

Pas d'alcoolisme, nerveux, irritable.

*Suc gastrique.*

| | | |
|---|---|---|
| Ac. Tot. . . | 1,65 | Par litre en HCl. |
| HCl comb. . | 0,90 | Chlorhydrie = 1,05 par litre. |
| HCl libre.. . | 0,15 | |
| Ac. Ferm. . . | 0,60 | |

1,48 par litre en acide lactique.

Traces d'acide butyrique, pas d'acide acétique.

Pas de mucine, ni d'albumine.

Forte quantité de syntonine.

Traces de propeptones.

Petite quantité de peptones, 15 grammes par litre.

Notable quantité de sucre.

L'eau iodée colore le suc en rouge, indiquant la transformation de l'amidon en érythro-dextrine, donc, assez bonne digestion des féculents.

### Observation XXIII (inédite).

*Lichen circonscrit.*

M..., coiffeur, âgé de 31 ans.

Lichénification de la face interne des cuisses dessinant une aire hémisphérique, de chaque côté, à base périnéale, dont le rayon a une dizaine de centimètres.

La zone externe est simplement pigmentée, mais la majeur partie est constituée par une infiltration dure, avec eczématisation superficielle, donnant un suintement abondant.

Sur le scrotum, état de lichénification diffuse avec traces d'excoriation.

Début sur le scrotum en 1885. L'affection a disparu pendant un an, puis est revenue ; elle n'a plus cessé.

Prurit excessif, surtout en été et la nuit, insomnie ; le malade se réveille continuellement.

Prurit disséminé sur le corps depuis 6 mois à peine.

Le malade se plaint d'aigreurs fréquentes, de renvois,

de pyrosis ; constipation habituelle, depuis plusieurs années.

*Suc gastrique.*

| | | |
|---|---|---|
| A. T. . . . | 1,80 | Par litre en HCl. |
| HCl comb. . | 0,75 | Chlorhydrie = 1,35 par litre. |
| HCl libre . . | 0,60 | |
| Ac. ferm. . . | 0,45 | |

1,11 par litre en acide lactique.

Traces d'acide butyrique, pas d'acide acétique.

Pas de mucine, ni d'albumine.

Assez forte quantité de syntonine.

Petite quantité de propeptone.

Petite quantité de peptone, 10 grammes par litre.

Forte quantité de sucre.

Médiocre digestion des féculents.

## Observation XXIV (inédite).

*Plaques de lichen circonscrit.*

Le nommé H..., voyageur de commerce, âgé de 29 ans.

Début, il y a dix ans, par la plaque sus-axillaire droite et celle du coude droit ; elle a disparu pendant 2 ans, puis elle est revenue. Le cou est atteint depuis 5 ou 6 mois, la moustache depuis 5 mois.

A. La plaque sus-axillaire droite est arrondie, de 8 centimètres de diamètre, de couleur violacée et pigmentaire, on peut distinguer 3 zones concentriques.

1. La plus grande partie de la plaque est formée par la peau sèche, quadrillée. Lorsque le malade écarte le bras du tronc, on voit se dessiner des papules isolées qui deviennent visibles par l'élargissement des sillons intermédiaires.

2. A la limite de la plaque, papules excoriées, lésions de grattage.

3. Tout autour, pigmentation vague.

B. La plaque du pli du coude droit est rose, à papules mieux individualisées que sur la plaque axillaire, sans pigmentation appréciable. Lésions de grattage, sur le bras, au-dessus de la plaque.

C. La plaque du pli du coude gauche présente des lésions semblables avec un épaississement moindre de la peau.

D. Au cou, la plaque s'étend de la colonne vertébrale au sterno-mastoïdien droit. Papules brillantes, plis exagérés, pigmentation périphérique.

E. Moustache. Les lésions de la moustache du côté droit ne peuvent être reconnues pour du lichen circonscrit, car elles sont tuméfiées, infectées, ce sont des lésions d'eczématisation avec quelques pustules. Elles se sont cependant développées en même temps que la plaque cervicale.

Pas de prurit en dehors des plaques de lichen.

Sécrétion sudorale exagérée, surtout du creux épigastrique.

Ventre un peu volumineux.

Digestions difficiles, très lentes, depuis quelques années.

Pesanteur gastrique, pas de renvois, bouche amère le matin ; constipation fréquente.

*Suc gastrique.*

| | | |
|---|---|---|
| Ac. Tot.. . | 3,000 | Par litre en HCl. |
| HCl comb. . | 0,525 | Chlorhydrie = 2,625 par |
| HCl libre. . | 2,100 | litre. |
| Ac. Ferm. . | 0,375 | |

0,925 par litre en acide lactique.

Traces d'acide butyrique, pas d'acide acétique.

Pas de mucine.

Traces d'albumine.

Petite quantité de syntonine.

Traces de peptone.

Petite quantité de peptone, 10 grammes par litre.

Très petite quantité de sucre.

Mauvaise digestion des féculents.

## Observation XXV (inédite).

*Lichen circonscrit. — Absence de tout symptôme dyspeptique.*

D..., exerçant la profession de tailleur, âgé de 26 ans.

1° Plaque de lichen circonscrit, fruste, sans épaississement appréciable de la peau, au niveau du pli du coude droit.

Prurit très marqué, surtout après la transpiration et le soir.

2° Prurit limité de la région péri-anale. Lésions d'inoculation sous forme de folliculites limitées et de furoncles.

Tousse depuis 5 ans, jamais d'hémoptysie.

Légère constipation, aucun symptôme gastrique.

Pas de signes physiques nets de tuberculose.

*Examen du suc gastrique.*

30 centimètres cubes d'un liquide incolore, filtrant peu facilement, très épais, acide au tournesol, colorant en bleu le Congo.

| | | |
|---|---|---|
| Ac. Tot. . . | 3,00 | par litre en HCl Chlorhydrie = 2,40. |
| HCl comb. . | 1,20 | |
| HCl libre.. . | 1,20 | |
| Ac. Ferm. . | 0,60 | |
| | 1,48 par litre en acide lactique. | |

Traces d'acide butyrique.

Pas d'acide acétique.

Pas de mucine.

Pas d'albumine.

Très forte quantité de syntonine.

Forte quantité de propeptone.

Notable quantité de peptone, 15 grammes par litre.

Notable quantité de sucre.

L'eau iodée colore le suc en bleu, indiquant la présence de l'amidon, par conséquent, une mauvaise digestion des féculents.

## Observation XXVI (personnelle).

*Prurigo. — Peau eczémateuse et séborrhéique.*

Pauline V..., âgée de 48 ans, cuisinière, souffre depuis 15 ans d'un prurit intense ; pendant longtemps, elle n'a présenté sur le corps aucun signe de grattage, il y a deux ans seulement que sont apparues les lésions cutanées.

*Antécédents.* — La malade a eu à l'âge de 30 ans une pleurésie qui a été ponctionnée deux fois ; depuis elle s'est bien portée, elle ne tousse jamais.

Actuellement, elle présente quelques papules de prurigo disséminées ; séborrhée sèche du cuir chevelu très prononcée ; la peau du visage est grasse ; aux aines, des deux côtés, placard d'eczéma sec, à peu près symétrique, qui commence à présenter des traces de lichénification.

La malade a quelques symptômes d'éthylisme ; elle tremble, elle a des cauchemars qui l'agitent, elle a des nausées le matin à son réveil ; sa langue est blanche ; après ses repas, elle est ballonnée, elle s'endort à peu près régulièrement : elle n'est pas constipée.

### *Examen du suc gastrique.*

40 centimètres cubes d'un liquide incolore, filtrant facilement, acide au tournesol, colorant en bleu le Congo.

| | | |
|---|---|---|
| A. T. . . . | 2,55 | par litre en HCl. Chlorhydrie = 2,00 par litre. |
| HCl comb. . | 1,10 | |
| HCl libre.. . | 0,90 | |
| Ac. Ferm. . | 0,55 | |
| | 1,32 par litre en acide butyrique. | |

Pas d'acide lactique, ni acétique.

Pas de mucine, pas d'albumine.

Très forte quantité de syntonine.

Petite quantité de propeptone.

Notable quantité de peptone, 15 grammes par litre.

Petite quantité de sucre.

L'eau iodée colore le suc en violet indiquant qu'une partie de l'amidon est passée à l'état d'érythro-dextrine et le reste n'est pas digéré.

## Observation XXVII (personnelle).

*Prurigo.*

Le nommé Paul R..., âgé de 45 ans, exerçant la profession de menuisier, se plaint de démangeaisons, de prurit généralisé qui dure depuis un an. Ce prurit est surtout intense le soir, il empêche parfois le malade de dormir.

*Antécédents.* — Ce malade a toujours eu une bonne santé, il tousse seulement un peu tous les hivers depuis 10 ans et depuis 2 ans il s'essouffle facilement dès qu'il marche un peu vite, dès qu'il monte un escalier : il présente d'ailleurs, à l'auscultation, des signes d'emphysème.

Sur le corps, on constate des lésions de prurigo, des croûtelles et en même temps des macules pigmentées, lésions surtout apparentes sur les membres et à leur face d'extension.

Le malade a bon appétit, mais après le repas il a des renvois aigres, il a vomi quelquefois ; il est un peu constipé.

La langue est blanche, l'haleine est odorante.

L'estomac n'est pas distendu, le foie est normal.

*Examen du suc gastrique.*

30 centimètres cubes d'un liquide incolore, filtrant assez facilement, acide au tournesol, colorant en bleu le papier du Congo.

| | | |
|---|---|---|
| Ac. Tot. . . | 1,50 | Par litre en HCl. Chlorhydric = 1,00. |
| HCl comb. . | 0,55 | |
| HCl libre.. . | 0,45 | |
| Ac. Ferm. . | 0,50 | |
| | 1,20 | par litre en acide butyrique. |

Traces d'acide lactique.

Pas d'acide acétique.

Pas de mucine.

Pas d'albumine.

Assez forte quantité de syntonine.

Petite quantité de propeptone.

Petite quantité de peptone, 8 grammes par litre.

Forte quantité de sucre.

L'eau iodée colore le sucre en rouge, indiquant la transformation de l'amidon en érythro-dextrine.

## Observation XXVIII (personnelle).

*Lichen circonscrit.*

Jean S..., âgé de 20 ans, blanchisseur, présente deux plaques de lichen circonscrit à peu près symétriques, qui occupent la partie inférieure des creux poplités. Ces plaques, pigmentées, reposent sur une peau épaissie, le quadrillage est typique ; il n'y a pas de papules périphériques ; le prurit est limité à ces plaques, il n'en existe pas sur le reste du corps. Le malade présente quelques traces de séborrhée sèche sur le cuir chevelu.

*Antécédents.* — Fièvre typhoïde à l'âge de 9 ans. Pneumonie à 15 ans.

Le malade se plaint d'avoir de mauvaises digestions, l'appétit est assez bon, mais tout l'après-midi il souffre de l'estomac ; les brûlures commencent environ 2 heures après le déjeuner et souvent se prolongent jusqu'au repas du soir ; il a fréquemment des renvois très acides. Il se couche en général de bonne heure et son dîner, dit-il, passe beaucoup mieux que son déjeuner : bien rarement il a été réveillé la nuit par ses douleurs d'estomac : il n'est pas constipé, assez souvent même il a de la diarrhée qui dure un ou deux jours.

### *Examen du suc gastrique.*

30 centimètres cubes d'un liquide filtrant peu facilement, très épais, acide au tournesol, colorant en bleu le Congo.

| | | |
|---|---|---|
| Ac. Tot. . . | 3,10 | |
| HCl comb. . | 1,30 | Par litre en HCl. |
| HCl libre.. . | 1,20 | Chlorhydrie = 2,40. |
| Ac. Ferm. . | 0,60 | |
| | 1,48 par litre en acide lactique. | |

Traces d'acide butyrique.

Pas d'acide acétique.

Pas de mucine.

Pas d'albumine.

Très forte quantité de syntonine.

Forte quantité de propeptone.

Notable quantité de peptone, 15 grammes par litre.

Notable quantité de sucre.

L'eau iodée colore le suc en bleu, indiquant la présence de l'amidon, par là même la mauvaise digestion des féculents.

## Observation XXIX (personnelle).

### *Urticaire aiguë.*

La nommée Pauline R..., âgée de 42 ans, marchande de vins, est venue lundi à l'hôpital pour une urticaire généralisée qui avait commencé deux jours auparavant.

Jamais la malade n'en avait présenté.

Aujourd'hui, l'urticaire est presque disparue, il n'en reste que quelques traces.

La malade dit n'avoir jamais eu de prurit, sauf depuis 6 mois et exclusivement au niveau des bras et des avant-bras. Démangeaisons dès qu'elle a mis les bras dans l'eau (la malade va tous les jours au lavoir).

On trouve sur les avant-bras et sur les bras, jusqu'à la partie moyenne, des papules à peine apparentes : quelques-unes seulement sont récentes, la plupart sont en voie de disparition.

Bonne santé, mais la malade dit n'avoir jamais eu bon estomac ou du moins il y a bien longtemps qu'elle digère mal. Après ses repas, elle est ballonnée, elle a des renvois, elle vomit assez fréquemment, elle n'est pas constipée.

Elle a des migraines assez fréquentes.

*Examen du suc gastrique.*

50 centimètres cubes d'un liquide filtrant facilement, acide au tournesol, colorant en bleu le Congo.

| | | |
|---|---|---|
| Ac. Tot. . . | 3,20 | par litre en HCl. Chlorhydric = 2,70. |
| HCl comb. . | 1,50 | |
| HCl libre. . | 1,20 | |
| Ac. ferm.. . | 0,50 | |
| | 1,23 | par litre en acide lactique. |

Traces d'acide butyrique.
Pas d'acide acétique.
Pas de mucine.
Traces d'albumine.
Forte quantité de syntonine.
Notable quantité de propeptone,
10 grammes de peptone par litre.
Notable quantité de sucre.
Mauvaise digestion des féculents.

## Observation XXX (personnelle).

### *Eczéma des mains.*

Mme S..., âgée de 40 ans, femme de ménage.

Cette femme se plaint de démangeaisons depuis trois ans : ce prurit est surtout intense le soir et en hiver; il est à peu près généralisé à tout le corps.

En dehors de ce prurit qui la rend très nerveuse, dit-elle, elle n'a jamais été malade.

Actuellement, on constate des lésions de grattage sur tout le corps.

Sur la face dorsale des mains, on constate un eczéma professionnel avec lichénification ; la peau est plissée et elle est épaissie.

Depuis plusieurs années, troubles gastriques permanents ; bouche amère, langue blanche, digestions pénibles.

*Suc gastrique.*

| | | |
|---|---|---|
| Ac. Tot. . . | 1,20 | par litre en HCl. |
| HCl comb. . | 0,80 | |
| HCl libre. . | 0,00 | Chlorhydrie = 0,80. |
| Ac. Ferm. . | 0,40 | |
| | 0,96 | par litre en acide butyrique. |

Peu d'acide lactique, pas d'acide acétique.
Pas d'albumine.
Forte quantité de syntonine et de propeptone.
10 grammes de peptone par litre.
Bonne digestion des féculents.

# CHAPITRE VI

## PITYRIASIS ROSÉ DE GIBERT

Nous relaterons une intéressante observation de pityriasis rosé, coïncidant avec des troubles gastriques : mais auparavant nous reproduirons deux observations de M. Jacquet (1).

Deux malades : la première, âgée de 20 ans, sans antécédents scrofuleux ni arthritiques, a vu survenir, il y a trois mois, quelques troubles digestifs, légers du reste (renvois, aigreurs, constipation habituelle). Depuis un mois est apparue sur le sternum, au-devant des aisselles, sur l'abdomen, l'éruption pityriasique de Gibert avec ses caractères classiques ; prurit très léger.

La deuxième, âgée de 25 ans, à antécédents très obscurs, sans aucun trouble digestif, est affectée depuis deux mois de pityriasis rosé, début au-dessous des seins, puis généralisation rapide à toute la surface cutanée, sauf à la face ; le maximum de confluence est aux aisselles, sur l'abdomen, au-devant du sternum.

Ces deux malades avaient une dilatation gastrique

---

(1) Jacquet. Note sur deux cas de pityriasis rosé observés chez des sujets atteints de dilatation gastrique. *France médicale*, 1886, p. 781, t. I.

d'une netteté évidente : examinés à jeun, ces malades présentaient, même sans ingestion d'eau, un clapotage gastrique perceptible à distance et donnant une sensation tactile aisément appréciable.

Nous rapporterons encore deux observations de M. Feulard (1).

1° Il s'agit d'une jeune femme de 25 ans, atteinte d'un pityriasis rosé de Gibert typique.

L'éruption a débuté, il y a quatre semaines, par la poitrine, puis s'est répandue sur les membres, en respectant à peu près l'abdomen et le dos. Presque éteinte aujourd'hui sur le thorax et les membres supérieurs, elle existe encore très nette aux membres inférieurs sous formes de placards rosés desquamatifs orbiculaires caractéristiques. Il n'a pas trouvé chez elle de plaque initiale.

Cette femme est grosse mangeuse et grosse buveuse, prend ses repas extrêmement vite et a de plus la mauvaise habitude de boire le soir avant de se coucher jusqu'à cinq ou six verres d'eau consécutifs. De symptômes fonctionnels, il y en a peu, si ce n'est quelques renvois stomacaux et d'invincibles envies de dormir après avoir mangé : son estomac descend à deux ou trois travers de doigt au-dessous de l'ombilic.

Dans une autre communication, M. Feulard (2) présente un cas semblable.

2° Il s'agit d'une jeune femme de 28 ans, atteinte de pityriasis rosé classique. L'éruption se présente avec des

(1) *Annales de dermatologie*, 1889, p. 459.
(2) *Annales de dermatologie*, 1889, p. 714.

médaillons tout à fait remarquables et tellement nets dans leur forme orbiculaire et dans leurs bords que l'on songerait volontiers à une éruption tricophytique. Mais c'est bien de la maladie de Gibert qu'il s'agit et M. Feulard présente cette malade pour deux petites particularités. La première, c'est que cette malade, ainsi que celle qu'il a montrée auparavant, a une dilatation de l'estomac très accentuée ; la seconde est que l'éruption a débuté par une plaque restée isolée pendant un certain temps.

### Observation XXXI (personnelle).

### *Pityriasis rosé de Gibert.*

Nous n'avons qu'une seule observation personnelle de pityriasis rosé, mais elle présente un intérêt tout particulier.

Il s'agit d'un jeune homme de 28 ans qui, jusqu'à l'âge de 25 ans, n'avait absorbé pour toute boisson que de l'eau ; jusque-là, santé parfaite, digestions excellentes, pas le moindre accident cutané.

A 25 ans, notre malade change de métier, il devient représentant de commerce. Entraîné par ses collègues, il commence à boire un peu de vin, d'abord coupé d'eau, puis du vin pur et de plus en plus.

Pendant un an et demi, il continue à jouir d'une excellente santé, mais, au bout de ce temps, ses digestions commencent à devenir moins faciles, parfois, il a des brûlures d'estomac ; trois mois après, apparition sur le devant de la poitrine d'une éruption très prurigineuse, en même temps que de séborrhée du cuir chevelu : l'éruption présternale a été diagnostiquée herpès circiné par un médecin peu compétent et nous paraît avoir été un placard d'eczéma séborrhéique ; cet eczéma a disparu au bout de 15 jours.

Le malade continue ses habitudes d'intempérance, les troubles gastriques, loin de disparaître, augmentent plutôt. Il y a trois mois, ce malade est venu nous trouver ; il était atteint d'un pityriasis rosé de Gibert typique, qui a d'ailleurs complètement disparu en un mois.

Nous avons fortement engagé ce malade à reprendre son ancienne boisson, s'il ne voulait pas devenir un musée de dermatologie.

Nous avons pu faire l'examen de son chimisme gastrique ; nous avons retiré 50 centimètres cubes d'un liquide incolore, filtrant assez facilement, acide au tournesol, colorant en bleu le Congo.

| | | |
|---|---|---|
| Ac. tot. . . | 1,80 | |
| HCl comb. . | 0,75 | par litre en HCl. |
| HCl libre . . | 0,30 | Chlorhydrie = 1,05. |
| Ac. ferm . . | 0,75 | |
| | 1,85 | par litre en acide lactique. |

Pas d'acide acétique, pas d'acide butyrique.

Pas de mucine, ni d'albumine.

Assez grande quantité de syntonine.

Forte quantité de propeptone.

10 grammes de peptone par litre.

Notable quantité de sucre.

L'eau iodée colore le suc en rouge, indiquant une assez bonne digestion des féculents et la présence de l'érythro-dextrine.

# CHAPITRE VII

## PSORIASIS

Les quelques observations de psoriasis où M. Albert Robin signale des altérations manifestes du chimisme gastrique nous ont engagé à continuer ces recherches dans une dermatose où les troubles gastriques ont été si longtemps méconnus.

Nous avons examiné 28 psoriasiques au fur et à mesure qu'ils se présentaient à nous à la consultation de l'hôpital Saint-Louis.

Sur ces 28 malades, 4 seulement se plaignaient de troubles gastriques manifestes, 5, après un interrogatoire sommaire, étaient reconnus dyspeptiques, 19 n'accusaient aucun trouble gastrique et, cependant, 9 avaient aussi un suc gastrique altéré ; les 10 autres avaient quelques fermentations, mais trop peu abondantes pour faire qualifier le malade de dyspeptique.

Sur les 18 dyspeptiques, nous avons trouvé 8 hypochlorhydriques, 7 hyperchlorhydriques, 3 avaient une chlorhydrie normale, tous avaient des fermentations abondantes. De plus, nous avons remarqué la fréquence tout à fait inusitée de la fermentation butyrique. — Enfin, il nous a semblé que les psoriasiques jeunes étaient plutôt hyperchlorhydriques, alors que les malades atteints de psoriasis tardif étaient presque tous hypochlorhydriques.

### Observation XXXII (Inédite)

### *Psoriasis.*

Mlle B..., âgée de 20 ans, est atteinte de psoriasis depuis l'âge de 10 ans.

Depuis ce temps, le psoriasis a évolué par poussées, durant deux, trois mois, disparaissant et reparaissant sans régularité. La malade s'est toujours traitée par les bains alcalins et l'arsenic.

*Antécédents personnels.* — Convulsions dans l'enfance. Bronchite chronique jusqu'à 7 ou 8 ans. Pleurésie gauche. Rougeole.

Réglée à 16 ans ; au début, la menstruation a été très irrégulière, maintenant elle est normale:

*Antécédents héréditaires.* — Pas de psoriasis dans la famille. Un frère atteint de paralysie générale.

La malade est un peu nerveuse ; pas d'hystérie caractérisée.

*État actuel.* — La poussée de psoriasis actuelle date d'un mois environ, c'est la plus intense que la malade ait présentée ; elle est survenue à la suite d'un surmenage prononcé. La figure, qui n'avait jamais été prise, présente de petits éléments desquamatifs disséminés. Sur le cuir chevelu, flocons très épais. Sur le corps, éléments micirculaires, généralisés, prédominant à la face d'extension.

La peau est grasse, les sécrétions sudorales sont un peu exagérées.

Bon appétit, langue blanche. Pas de renvois, pas d'aigreurs, pas de gonflement après les repas, mais poussées de chaleur du côté de la face et un peu de pesanteur gas trique. Un peu de clapotage gastrique. Le foie est normal. Pas de constipation.

*Analyse du suc gastrique.*

Liquide incolore, très acide au tournesol, coloration bleu le Congo.

| | | |
|---|---|---|
| A. T. . . . | 3,15 | |
| HCl comb. . | 1,20 | par litre en HCl |
| HCl libre. . | 1,35 | Chlorhydrie 2,55 par litre. |
| Ac. ferm.. . | 0,60 | |
| | 1,44 | par litre en acide butyrique. |

Pas d'acide acétique.

Pas de mucine, ni d'albumine.

Forte quantité de syntonine.

Très forte quantité de propeptone.

Notable quantité de peptone, 15 grammes par litre.

Petite quantité de sucre.

L'eau iodée colore le sucre en bleu fortement violet indiquant une très mauvaise digestion des féculents.

## Observation XXXIII (Inédite)

*Psoriasis avec lichénification.*

B..., âgé de 34 ans, télégraphiste.

Début du psoriasis il y a une dizaine d'années, par les deux coudes ; jamais les lésions psoriasiques ne se sont étendues à distance des foyers que l'on constate actuellement.

État général bon, stature normale, ventre proéminent.

Pityriasis capitis de moyenne intensité ; quelques placards psoriasiques avec squames épaisses, débordant en avant la lisière du cuir chevelu ; prurit modéré.

La peau du visage est normale, à part quelques grains de milium ; acné polymorphe de la région dorsale avec lésions de grattage.

Au niveau du coude gauche, plaque psoriasique de la dimension d'une pièce d'un franc, squames peu épaisses, infiltration dermique assez prononcée, mais sans dureté ; le prurit est très modéré à ce niveau.

Au niveau du coude droit, large plaque psoriasique ellipsoïde, s'étendant depuis l'articulation jusqu'à la partie moyenne de l'avant-bras. Peu de squames à la surface, couleur rouge foncé, infiltration dure avec épaississement très marqué. Exagération des plis à la surface, lésions de grattage à la périphérie de la plaque même, nettement limitée.

Petite plaque psoriasique sur le dos de la main gauche. Il n'existe d'autre lésion psoriasique sur le reste du corps qu'une plaque de la dimension d'un franc sur la face externe de la jambe gauche.

Sueurs assez abondantes.

Depuis longtemps, le malade digère mal, environ depuis 2 ou 3 ans. Oppression, malaise après les repas.

Pas de renvois, pas de constipation, ni de diarrhée.
Langue normale, dents noirâtres.
Un peu nerveux ; pas de nerveux dans sa famille.
Examen du sang : pas d'éosinophilie.

*Analyse du suc gastrique.*

80 centimètres cubes d'un liquide incolore, filtrant assez facilement, acide au tournesol, colorant en bleu le papier du Congo.

| | | |
|---|---|---|
| A. T. . . . | 3,75 | Par litre en HCl. Chlorhydrie = 2,55 par litre. |
| HCl comb. . | 0,90 | |
| HCl libre . . | 1,65 | |
| Ac. Ferm . . | 1,20 | |

2,88 par litre en acide butyrique.

Petite quantité d'acide lactique, pas d'acide acétique.
Pas de mucine.
Petite quantité d'albumine.
Forte quantité de syntonine.
Notable quantité de propeptone.
Petite quantité de peptones, 15 grammes par litre.
Notable quantité de sucre.
L'eau iodée colore le suc en bleu, indiquant qu'une notable partie de l'amidon n'est pas digérée.

## Observation XXXIV (personnelle).

*Psoriasis.*

M. L..., fruitier, âgé de 33 ans, vient à la consultation de Saint-Louis, pour une maladie de peau, laquelle, nous dit-il, résiste à tous les traitements.

Le début remonte à trois ans ; à cette époque, le malade a remarqué au niveau du coude gauche quelques petites croûtelles blanches qu'il enlevait avec son ongle ; mais il n'a pas continué à les arracher, car, chaque fois, dit-il, il suintait du sang à cet endroit ; depuis ces croûtelles ont augmenté de nombre et se sont réunies entre elles.

Actuellement, on aperçoit au-dessus du coude gauche cinq petits placards psoriasiques de volume inégal, arrondis.

Il n'existe pas d'autres éléments sur le corps ; dans le cuir chevelu seulement, on constate la présence de nombreuses plaques psoriasiques.

*Antécédents.* — Le malade a toujours eu une bonne santé ; il se rappelle avoir eu deux ou trois bronchites légères ; la plus grave l'a tenu 4 jours à la chambre.

L'appétit est bon, mais les digestions sont souvent pénibles, renvois aigus après les repas, ballonnement du ventre, somnolence.

*Examen du suc gastrique.*

50 centimètres cubes d'un liquide incolore, filtrant facilement, acide au tournesol, colorant en bleu le Congo.

| | | |
|---|---|---|
| Ac. Tot. . . | 1,10 | Par litre en HCl. |
| HCl comb. . | 0,70 | Chlorhydrie = 0,70. |
| HCl libre . . | 0 | |
| Ac. Ferm. . | 0,40 | |
| | 0,96 | par litre en acide butyrique. |

Petite quantité d'acide lactique.

Pas d'acide acétique.

Pas de mucine.

Pas d'albumine.

Forte quantité de syntonine.

Petite quantité de propeptone.

Notable quantité de peptones : 15 grammes par litre.

Peu de sucre.

L'eau iodée colore le suc en rouge, indiquant la transformation de l'amidon en érythro-dextrine, donc, assez bonne digestion des féculents.

## Observation XXXV (personnelle).

### *Psoriasis généralisé.*

Le nommé F..., âgé de 50 ans, est atteint depuis dix ans d'un psoriasis à peu près généralisé. Seuls le visage, la paume des mains, la plante des pieds sont indemnes ; les placards les plus volumineux sont ceux de la face postérieure du tronc et des fesses, la partie antérieure des cuisses est aussi complètement cachée derrière les squames psoriasiques agglomérées. Le cuir chevelu est le siège de nombreux éléments qui en débordent la lisière antérieure et apparaissent sur la partie supérieure du front.

Depuis dix ans, cette éruption, qui est apparue très rapidement, est restée absolument stationnaire.

Le malade n'a pas de démangeaisons.

*Antécédents.* — Scarlatine à l'âge de 10 ans.

Il s'est bien porté depuis ; il n'a jamais eu de maladie,

seulement quelques indispositions. Il est très nerveux, facilement irritable.

*Estomac.* — Troubles gastriques légers ; digestions lentes, un peu de ballonnement après les repas, somnolence ; pas de constipation. La langue est un peu blanche.

*Examen du suc gastrique.*

60 centimètres cubes d'un liquide incolore, filtrant assez facilement, acide au tournesol, colorant faiblement en violet le Congo.

| | | |
|---|---|---|
| Ac. Tot. . . | 1,25 | Par litre en HCl. |
| HCl combiné. | 0,80 | |
| HCl libre.. . | 0,00 | Chlorhydrie = 0,80. |
| Ac. Ferm. . | 0,45 | |
| | 1,11 | par litre en acide lactique. |

Traces d'acide butyrique.
Pas d'acide acétique.
Pas de mucine.
Traces d'albumine.
Forte quantité de syntonine.
Forte quantité de propeptone.
Forte quantité de peptone, 30 grammes par litre.
Forte quantité de sucre.
Bonne digestion des féculents ; présence de l'érythrodextrine.

### Observation XXXVI (personnelle).

*Psoriasis.*

Ce jeune homme, âgé de 17 ans, est atteint depuis un

an de la maladie de peau pour laquelle il vient consulter à Saint-Louis. Au début, il avait seulement quelques papules à la face postérieure des bras, au-dessus des coudes et au niveau de la face antérieure des cuisses ; depuis deux mois sont apparus d'autres éléments disséminés sur le tronc et les avant-bras ; quelques-uns aussi sur la face externe des jambes ; tous ces éléments sont très petits ; quelques-uns seulement dans le cuir chevelu.

*Antécédents.* — Fièvre typhoïde il y a 2 ans, très grave ; le malade a été baigné pendant un mois.

*Estomac.* — Le malade a un très fort appétit ; parfois il ne peut se rassasier ; il accuse quelques brûlures d'estomac peu fréquentes, après ses repas ; il est souvent constipé.

La langue est à peu près normale, l'estomac est un peu distendu.

*Examen du suc gastrique.*

90 centimètres cubes d'un liquide incolore, filtrant facilement, acide au tournesol, colorant en bleu le Congo.

| | | |
|---|---|---|
| Ac. Tot. . . | 3,10 | Par litre en HCl. Chlorhydrie = 2,725. |
| HCl comb. . | 0,925 | |
| HCl libre. . | 1,80 | |
| Ac. Ferm. . | 0,375 | |

0,925 par litre en acide butyrique.

Petite quantité d'acide lactique.

Pas d'acide acétique.

Pas de mucine.

Pas d'albumine.

Forte quantité de syntonine.
Notable quantité de propeptone.
Petite quantité de peptone, 10 grammes par litre.
Peu de sucre.
Mauvaise digestion des féculents.

---

# CONCLUSIONS

1° Dans certaines dermatoses, en particulier, dans l'acné, l'urticaire, le prurigo, le lichen circonscrit, l'eczéma, on trouve des altérations gastriques presque constantes. Quelquefois, les troubles gastriques sont évidents : le malade en souffre et s'en plaint ; parfois un examen minutieux seul permet de déceler ces troubles, souvent, c'est l'examen du chimisme gastrique qui vient nous révéler une dyspepsie complètement latente et méconnue.

2° Les altérations du chimisme gastrique sont variables et il est impossible de mettre une étiquette gastrique à chaque dermatose, mais, ce que l'on rencontre à peu près constamment, ce sont des fermentations abondantes, dans lesquelles la fermentation butyrique tient la plus grande place.

3° Nous n'affirmerons pas, surtout dans le psoriasis, où d'ailleurs les altérations gastriques sont beaucoup moins constantes, qu'il y a une relation directe entre les affections de l'estomac et certaines dermatoses ; à ces altérations gastriques se joignent probablement des altérations du sang, des altérations du système nerveux, qui doivent jouer un rôle plus ou moins important dans la genèse de ces dermatoses. Mais la grande part doit revenir à l'élimination des acides de fermentations par la peau, laquelle produit, suivant les réactions individuelles, tantôt la vésicule de l'eczéma, tantôt la papule du prurigo et du lichen, peut-être même la squame du psoriasis.

4° D'où, indication du traitement gastrique méthodique chez tout malade atteint d'une des dermatoses que nous avons signalées.

5° Il ne faut pas espérer que ce traitement viendra toujours et rapidement à bout d'une maladie de peau. De même que le foie cardiaque agit bientôt pour son propre compte et ne se régénèrerait pas si le cœur redevenait sain, de même dans la dermatose gastrique, quand la maladie est arrivée à la peau, elle a produit des lésions souvent irrémédiables, qui ne régresseront pas, même si la dyspepsie causale disparaît.

6° Cependant, la fréquence remarquable des altérations gastriques dans les dermatoses, les nombreux succès obtenus, permettent d'affirmer que, seul, pourra être satisfait de sa médication le dermatologiste qui aura associé au traitement externe le traitement interne et, le plus souvent, le traitement gastrique.

# INDEX BIBLIOGRAPHIQUE

ALIBERT. — Précis théorique et pratique sur les maladies de peau, 1806.

— *Clinique de l'hôpital Saint-Louis*, 1833.

ALBRECHT. — Die Ausschlegs über die Krankheiten der Haupt Meklinbourg, 1810.

BAUMÈS. — Maladies de la peau. Paris, 1837.

BAZIN. — Affections cutanées, 1868.

— Leçons sur l'arthritisme. Paris.

BEARD. — *Archives of Dermatology*, 1874.

BERLIOZ. — Maladies de la peau. Paris, 1884.

BESNIER et DOYON. — Traduction de Kaposi.

BOUCHARD. — Leçons sur les auto-intoxications.

BROCQ. — Traité des maladies de la peau, 1893.

BROCQ et JACQUET. — *Encyclopédie Léauté.*

BROUSSAIS. — Examen de doctrines médicales, 1821.

CAZENAVE. — Pathologie générale des maladies de peau. Paris, 1868.

CONEL. — *Archives of Dermatology*, 1878.

COUTY. — *Thèse d'agrégation.*

DEVERGIE. — Traité pratique des maladies de la peau. Paris, 1854.

DUMÉNIL. — *Gazette hebdomadaire*, 1866.

DUFOUR. — *Société de biologie*, 1871.

DÜHRING. — Traité pratique des maladies de la peau, trad. Barthélemy et Colson, 1883.

DUPLAY et MORAT. — *Archives de médecine*, 1872.

Ferrari. — Sesioni di Dermatologia generale. Napoli, 1885.

Fitch. — *Archives of Dermatology.*

Fœrster. — *Archives générales de médecine,* 1861.

Fox-Tib. — *Transactions of the Clinical Society of London.* 1880.

— Nature and treatment of eczema. London, 1870.

Gailleton. — Traité élémentaire des maladies de peau, 1874.

Gaucher. — Leçons sur les maladies de la peau. Paris, 1895.

Gibert. — Manuel des maladies de la peau. Paris, 1834.

Guibout. — Traité pratique des maladies de la peau. Paris, 1885

— Nouvelles leçons cliniques sur les maladies de peau. Paris, 1879.

— Principes généraux de la dermatologie. Paris, 1887.

Hardy. — Leçons sur les maladies de la peau. Paris, 1879.

Hebra. — Traité des maladies de la peau. Vienne.

Hillairet. — Traité des maladies de la peau, 1881.

Jaccoud. — Traité de pathologie interne.

Kaposi. — Leçons sur les maladies de la peau. Trad. Besnier et Doyon, 1881.

Lallier. — *Annales de dermatologie,* 1869.

Lesi. — Giornale italiani delle malattre della pelle, 1876.

Leudet. — *Archives générales de médecine,* 1865.

Lorry. — Tractatus de Morbis cutaneis. Paris, 1877.

Mitour. — *Thèse,* Paris, 1896.

Mitschein. — Die Hautkrankeiten Nordhaussen, 1864.

Neumann. — Traité des maladies de la peau. Trad. Darin. Paris, 1880.

Niemeyer. — Pathologie interne, 1873.

Nothnagel. — *Centralblatt,* 1869.

Olive. — *Archives générales de médecine,* 1879.

Olivier. — *Gazette hebdomadaire,* 1874.

Parrot. — *Union médicale,* 1866.

— *Gazette hebdomadaire,* 1869.

Payne. — *British med. Journal,* 1871.

Petrini Galatz. — *Presse médicale roumaine,* 1894.

PONCET. — *Gazette hebdomadaire*, 1872.
RAYER. — Traité théorique et pratique des maladies de la peau, 1835.
RENART. — *Annales de dermatologie.*
RENDU. — *Annales de dermatologie*, 1873-74, 74-75.
ROBIN (Albert). — Maladies de l'estomac. Fascicules I et II.
ROBINSON. — *Archives of Dermatology*, 1880.
ROSSI. — Giornale italiano delle mallattie della pelle, 1876.
SAINTON. — Sur la dermatologie française. Paris, 1860.
SÉE (M.). — *Gazette des hôpitaux*, 1895.
SIMON. — Die localisation die Hautkrankeiten. Berlin, 1873.
SINET (De). — *Thèse*, Bruxelles, 1870.
STOLL. — Ratio medendi. Vienne.
STRICKER. — *Institut de Vienne*, 1877.
THAON. — *Revue mensuelle*, 1880.
THOMAS. — *Gazette hebdomadaire*, 1866.
TIZFANI. — Giornale italiano delle malattie della pelle, 1875.
— *Riforma medica.*
VIDAL. — *Dict. encyclopédique.*
WILSON-ERASMAS. — Lecture on Dermatology. London, 1873.
ZIEMSSEN. — Haudbook of Diseases of the skin. New-York, 1885.

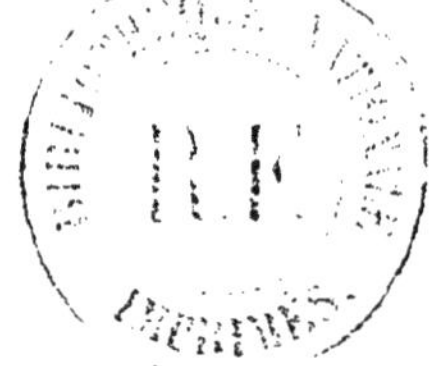

# TABLE DES MATIÈRES





CHARTRES. — IMPRIMERIE DURAND, RUE FULBERT.

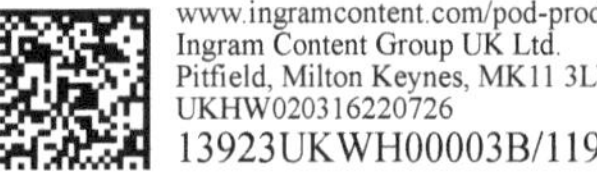
www.ingramcontent.com/pod-product-compliance
Ingram Content Group UK Ltd.
Pitfield, Milton Keynes, MK11 3LW, UK
UKHW020316220726
13923UKWH00003B/1190